视频+图解

膝关节病
自我导引康复

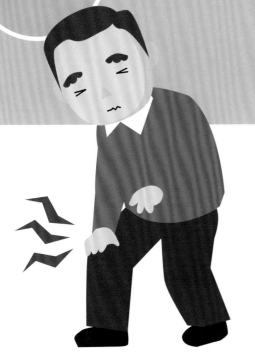

主　编　王金贵　房　纬

编　委　海兴华　张　玮　李华南

张润琛　吴秋君　陈伟男

人民卫生出版社

一、自我导引康复法从何而来?

本书所提供的导引康复法,是目前天津中医药大学第一附属医院推拿科病房指导患者进行康复锻炼的主要方法,是天津中医药大学针灸推拿学院副院长王金贵教授所创"津沽推拿"临床治疗体系的组成部分之一。其以具体疾病为对象,将传统中医的导引康复方法和现代康复的运动疗法有机结合,各取所长,以达到自我治疗、自我康复的目的。

二、康复运动的目的是教会患者进行积极有效的自我主动治疗

很多患者,尤其是慢性病患者,存在明显的药物依赖和治疗依赖,认为治病是医院的事,患者只要

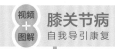

被动接受就可以了。但是，单纯的药物和被动治疗，往往不能很好地解决问题。以慢性腰痛为例，短期疼痛往往容易被解决，但难点在于，如何有效地减少腰痛的复发。因为，腰椎稳定性下降，是腰痛反复发作的主要原因。而无论是药物，还是被动治疗，均无法有效地改善腰椎稳定性。稳定性的重新获得，需要积极的主动运动。即使是手术后，同样需要主动运动的积极配合。此外，由于社会和经济的因素，患者长期在医院进行治疗往往存在困难，教会患者进行有效的自我治疗，也是康复治疗的主要目的之一。

三、疾病的恢复是身体和心理的共同恢复

有这样一种现象，同样的疼痛，有些患者仍然可以正常生活，而有些患者则卧床不起。造成这种情况的原因，心理因素占很大成分。在康复学中，有所谓"状态下滑综合征"的概念。即，因为疼痛，而不敢活动，不活动造成了肌肉和关节功能的进一步下降，而肌肉、关节功能的下降，造成了疼痛的进一步加重。有研究表明，卧床一天，肌肉力量会下降 3%~7%。过多的卧床并不能更有效地改善症状，只会造成肌力下降，同时增加软组织粘连的几率。所以，适时、有效的康复运动是必要的。通过积极的主动运动，改善的不仅是躯体的症状，同时也会提高正常工作和生活的信心。

由于水平所限，本书所提供的方法还有很多不足之处，希望能够得到更多同道的指正。我们的愿望是，能够为广大患者在努力争取更加健康、幸福生活的道路上，提供一份助力！

目录

膝关节病简介 ·· 1

膝关节病自我导引康复练习 ··· 2

一、膝关节的自我放松练习 ·· 3

（一）膝关节的放松活动　视频 1 ·· 3

（二）膝关节的自我按摩　视频 2 ·· 4

　　1. 按揉股四头肌 ·· 4

　　2. 按揉半腱半膜肌、股二头肌 ·· 5

　　3. 按揉内侧副韧带、鹅足腱 ··· 6

　　4. 按揉外侧副韧带、髂胫束 ··· 7

　　5. 按揉阳陵泉、足三里 ··· 8

6. 按揉内膝眼、内侧支持带 ……………………………………………… 9

7. 按揉外膝眼、外侧支持带 ……………………………………………… 10

二、膝关节拉伸练习 ……………………………………………………… 11

　（一）腘绳肌拉伸　视频 3 ……………………………………………… 11

　　1. 仰卧位拉伸 ………………………………………………………… 11

　　2. 站位拉伸 …………………………………………………………… 14

　　3. 跪位拉伸 …………………………………………………………… 16

　（二）髂腰肌拉伸　视频 4 ……………………………………………… 17

　　1. 踏凳拉伸法 ………………………………………………………… 17

　　2. 跪位拉伸法 ………………………………………………………… 17

　　3. 跪位牵足拉伸法 …………………………………………………… 18

　（三）阔筋膜张肌(髂胫束)拉伸　视频 5 ……………………………… 19

　（四）股四头肌拉伸　视频 6 …………………………………………… 20

　　1. 俯卧位拉伸法 ……………………………………………………… 20

　　2. 站位拉伸法 ………………………………………………………… 20

三、膝关节肌力练习 ……………………………………………………… 21

　　1. 股四头肌仰卧伸直位等长收缩练习　视频 7 ……………………… 21

　　2. 坐位伸膝练习(开链练习)　视频 8 ………………………………… 22

　　3. 站立位下蹲练习(闭链练习)　视频 9 ……………………………… 23

四、膝关节综合练习(导引)·······························24

  1. 左右转膝(练功十八法)　视频 10 ·····················24

  2. 仆步转体(练功十八法)　视频 11 ·····················26

  3. 胸前抱膝(练功十八法)　视频 12 ·····················29

  4. 三盘落地(易筋经)　视频 13 ·······················33

附篇　自我导引康复练习总则·····························38

视频目录

视频 1. 膝关节的放松活动 ·· 3

视频 2. 膝关节的自我按摩 ·· 4

视频 3. 腘绳肌拉伸 ·· 11

视频 4. 髂腰肌拉伸 ·· 17

视频 5. 阔筋膜张肌（髂胫束）拉伸 ·· 19

视频 6. 股四头肌拉伸 ··· 20

视频 7. 股四头肌仰卧伸直位等长收缩练习 ·· 21

视频 8. 坐位伸膝练习（开链练习） ·· 22

视频 9. 站立位下蹲练习（闭链练习） ·· 23

视频 10. 左右转膝（练功十八法） ··· 24

视频 11. 仆步转体（练功十八法） ··· 26

视频 12. 胸前抱膝（练功十八法） ··· 29

视频 13. 三盘落地（易筋经） ·· 33

8

膝关节病

简　　介

膝关节是人体结构最复杂的关节。退行性骨性关节炎是膝关节最主要的病变。其早期主要表现为关节疼痛,后期由于关节软骨退变和骨赘形成而出现关节的屈曲和内翻变形。除此之外,由于髌骨不稳定引发的髌骨关节炎,韧带、滑膜损伤引发的滑囊炎、韧带劳损,亦是膝关节的常见病变。

膝关节病
自我导引康复练习

　　既往的膝关节康复练习,往往只强调肌力练习。其实,拉伸练习与肌力练习同样重要。拉伸练习,有助于改善膝关节的肌肉张力,维持关节的正常力学形态;同时拉伸在一定程度上,还可以缓解局部肌腱、韧带劳损所引发的软组织疼痛。

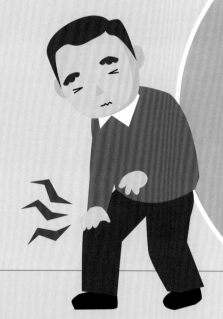

膝关节练习的核心理念:

　　1. 膝关节的屈曲挛缩,会增加关节腔内压力,加大关节负荷,加快关节软骨的退变。所以,拉伸腘绳肌,改善膝关节的屈曲挛缩,是膝关节康复运动的主要目的之一。

　　2. 膝关节屈曲会与髋关节屈曲协同出现,故在改善膝关节的屈曲挛缩的同时,要同步练习髂腰肌的拉伸,以强化髋关节的伸展能力。

　　3. 股四头肌肌力的练习,尤其是内侧头肌力的练习,是提高膝关节稳定的首要内容。股四头肌肌力练习的进程可分为三步:床头的伸直位等长收缩练习、坐位的开链练习、站位的闭链练习。

一、膝关节的自我放松练习

此一步分为两部分内容：关节的放松活动和自我按摩。

（一）膝关节的放松活动

视频 1

练习者取坐位，膝关节在不负重的情况下，进行放松性的屈伸活动。关节活动时范围不必过大，也无需过于用力，其目的在于放松。关节的屈伸活动，有助于关节腔内滑液的流动和向关节软骨的渗透，增强对软骨的营养；同时避免关节的强直和粘连。

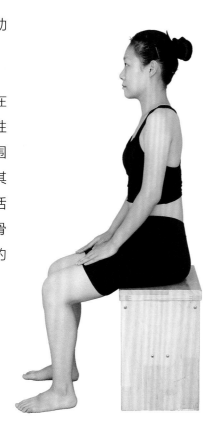

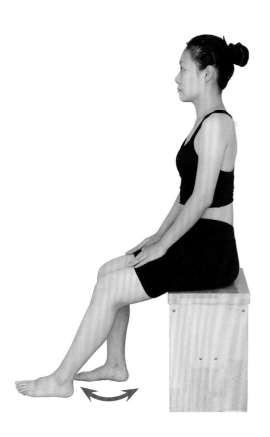

（二）膝关节的自我按摩

自我按摩可放松肌肉,提高痛阈,降低肌肉牵张反射的兴奋性。按摩时,手法力度宜轻柔。手法力度过大容易引发关节滑膜水肿。

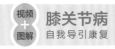

视频2

1. 按揉股四头肌 以双手掌根,沿股四头肌内外侧进行往复按揉。重点按揉血海、梁丘。

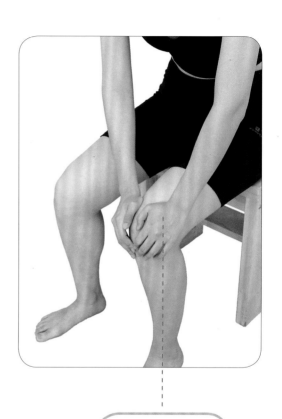

以双手掌根,沿股四头肌内外侧进行往复按揉。重点按揉血海、梁丘

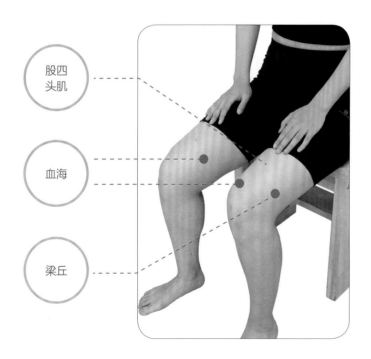

股四头肌

血海

梁丘

2. 按揉半腱半膜肌、股二头肌　　以示、中、环三指分别对半腱半膜肌、股二头肌进行按揉。重点按揉腘窝两侧的肌腱。

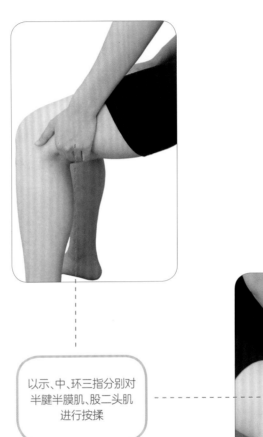

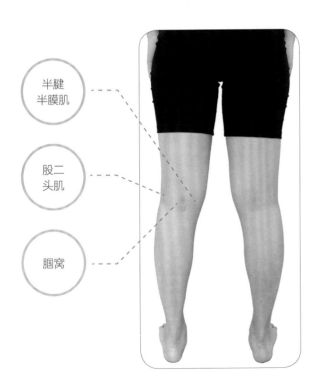

半腱
半膜肌

股二
头肌

腘窝

以示、中、环三指分别对
半腱半膜肌、股二头肌
进行按揉

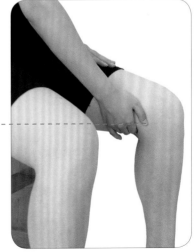

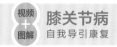
3. 按揉内侧副韧带、鹅足腱 以同侧拇指对内侧副韧带、鹅足腱进行按揉。鹅足腱有滑囊,手法力度要轻柔!

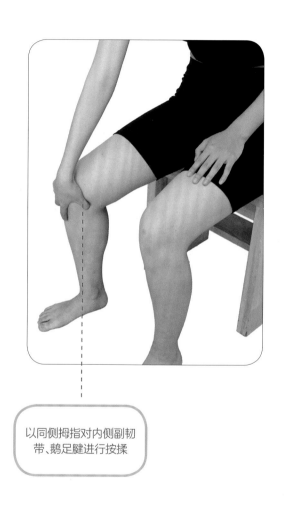

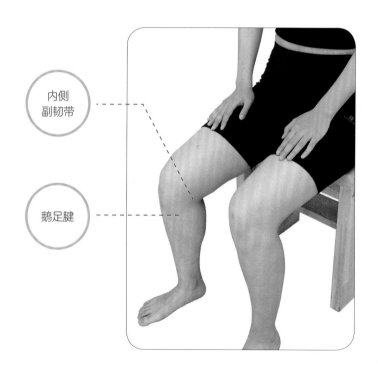

内侧副韧带

鹅足腱

以同侧拇指对内侧副韧带、鹅足腱进行按揉

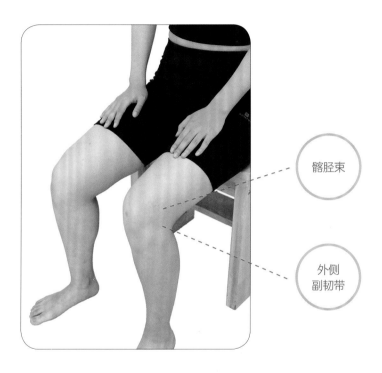

髂胫束

外侧
副韧带

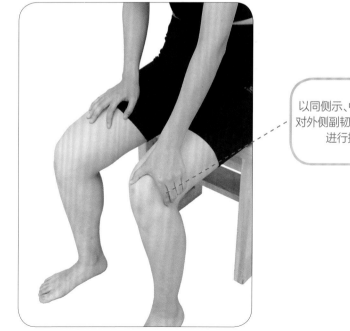

以同侧示、中、环三指
对外侧副韧带、髂胫束
进行按揉

4. 按揉外侧副韧带、髂胫束　以
同侧示、中、环三指对外侧副韧带、髂胫
束进行按揉。

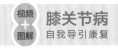

5. 按揉阳陵泉、足三里

以同侧拇指对阳陵泉、足三里
进行按揉。

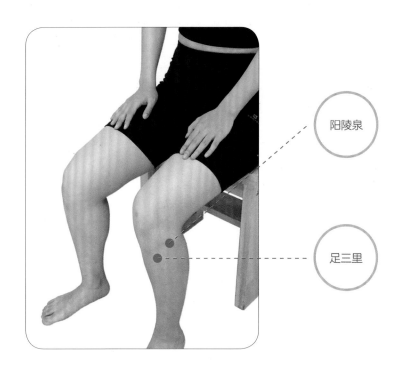

阳陵泉

足三里

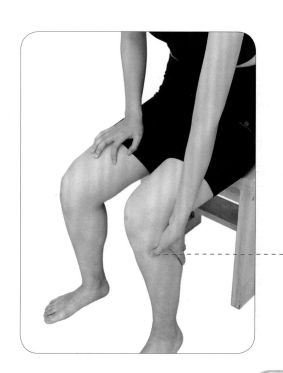

以同侧拇指对阳陵泉、足三里进行按揉

6. 按揉内膝眼、内侧支持带

以同侧拇指对内膝眼、内侧支持带
进行按揉。

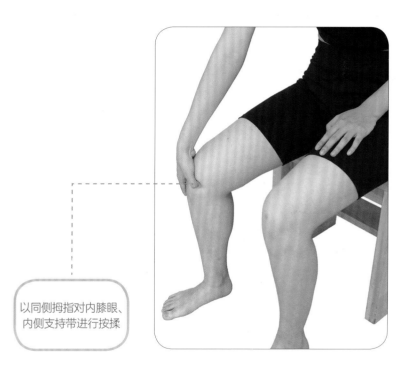

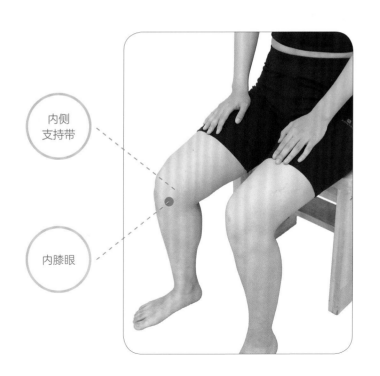

内侧
支持带

内膝眼

以同侧拇指对内膝眼、
内侧支持带进行按揉

7. 按揉外膝眼、外侧支持带

以同侧示、中、环三指对外膝眼、外
侧支持带进行按揉。

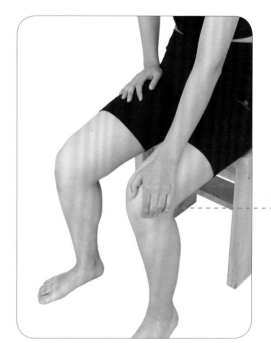

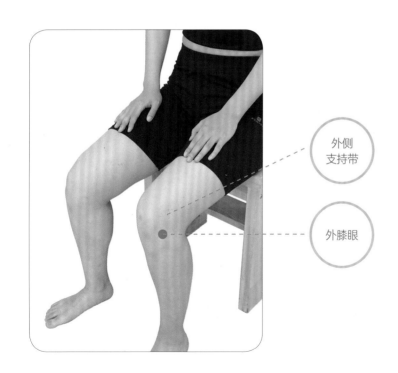

外侧
支持带

外膝眼

以同侧示、中、环三指
对外膝眼、外侧支持
带进行按揉

二、膝关节拉伸练习

拉伸的作用：①可以改善肌腱、韧带和关节囊的柔韧性，维持关节正常活动度和形态，避免因形态改变所导致的异常关节负荷；②通过促进胶原纤维的有序排列，增强肌腱、韧带和关节囊的强度；③可以提高肌肉的兴奋性，从而做到更有效的收缩，稳定和保护关节；④对软组织因紧张痉挛而引发的疼痛，有缓解作用。上文已经阐明，腘绳肌和髂腰肌的拉伸，是改善膝关节屈曲挛缩，从而避免膝关节异常的负荷增加，是膝关节康复练习的核心理念之一。

（一）腘绳肌拉伸

1. 仰卧位拉伸

（1）髋关节前屈拉伸：练习者仰卧位，双下肢伸直，利用瑜伽带将一侧下肢沿髋关节屈曲位拉起至极限，瑜伽带至于足底后 1/3 处，踝关节背伸，膝关节伸直，持续 10 个呼吸。此法为拉伸全部腘绳肌。

视频 3

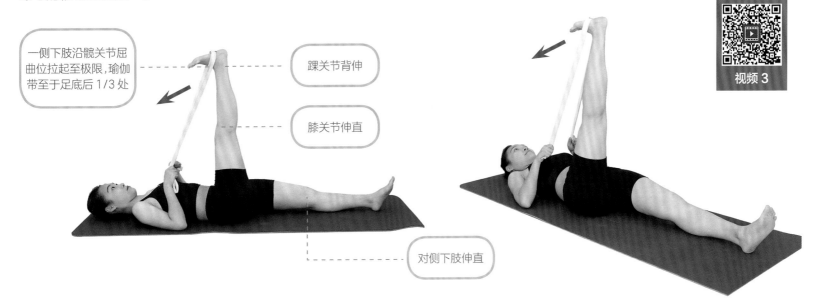

一侧下肢沿髋关节屈曲位拉起至极限，瑜伽带至于足底后 1/3 处

踝关节背伸

膝关节伸直

对侧下肢伸直

（2）髋关节外展拉伸：练习者仰卧位，双下肢伸直，一侧髋关节外旋，利用瑜伽带将此侧下肢沿髋关节外展位拉起至极限，踝关节背伸，膝关节保持伸直，持续 10 个呼吸。此法为拉伸内侧腘绳肌（半腱半膜肌）。

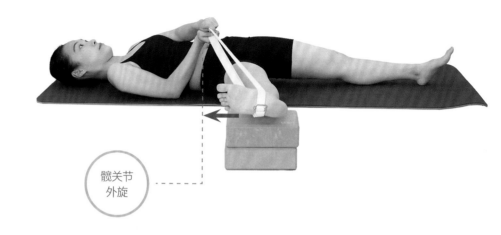

髋关节外旋

将此侧下肢沿髋关节外展位拉起至极限

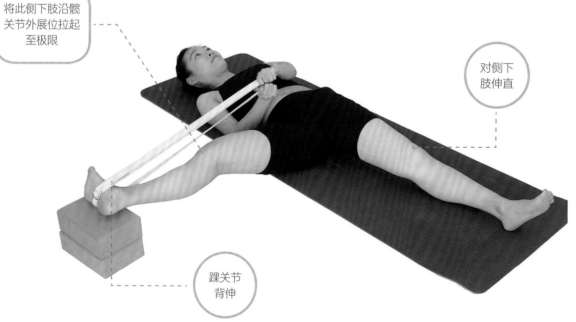

对侧下肢伸直

踝关节背伸

（3）髋关节内收拉伸：练习者仰卧位，双下肢伸直，一侧髋关节内旋，利用瑜伽带将此侧下肢沿髋关节内收位拉起至极限，膝关节保持伸直，持续 10 个呼吸。此法为拉伸外侧腘绳肌（股二头肌）。

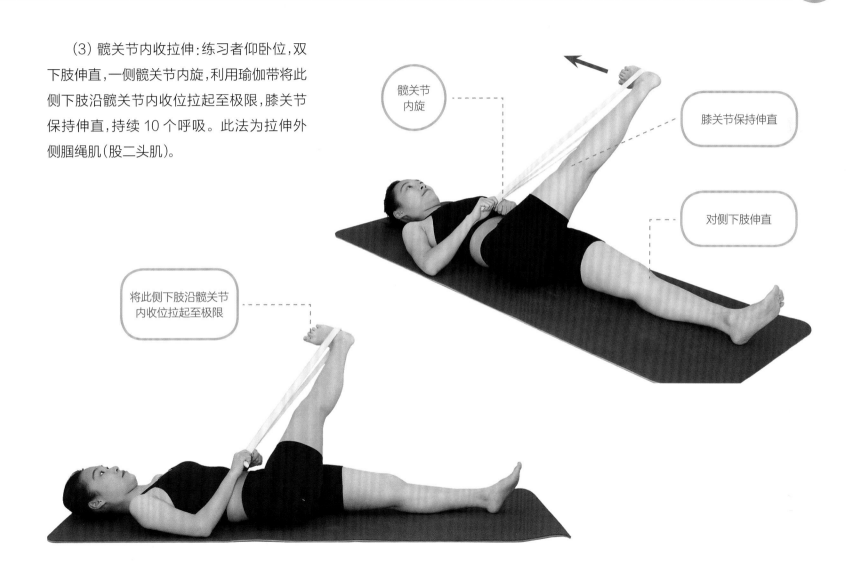

髋关节内旋

膝关节保持伸直

对侧下肢伸直

将此侧下肢沿髋关节内收位拉起至极限

2. 站位拉伸

（1）髋关节前屈拉伸：练习者站位，将一侧下肢踝部架于支撑物上，踝关节背伸，膝关节保持伸直，上身缓缓向前屈髋下压，持续 10 个呼吸。此法拉伸全部腘绳肌。

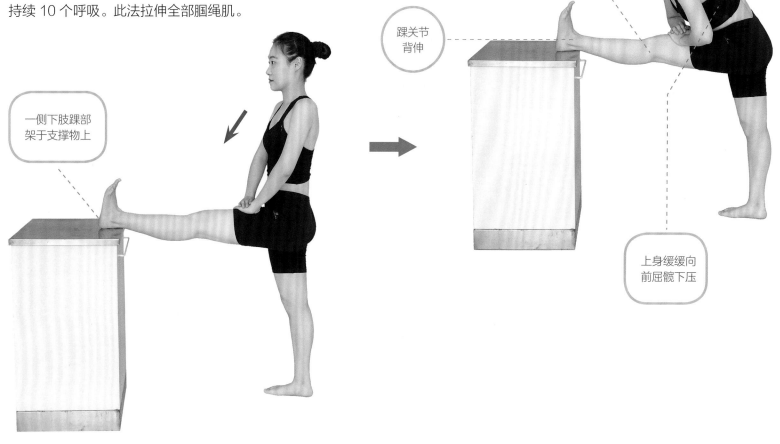

膝关节保持伸直

踝关节背伸

一侧下肢踝部架于支撑物上

上身缓缓向前屈髋下压

（2）髋关节外展拉伸：练习者站位，一侧下肢横向向外侧迈出，髋关节外展、外旋，两足垂直，腰部侧屈下压，持续 10 个呼吸。此法拉伸内侧腘绳肌（半腱半膜肌）。

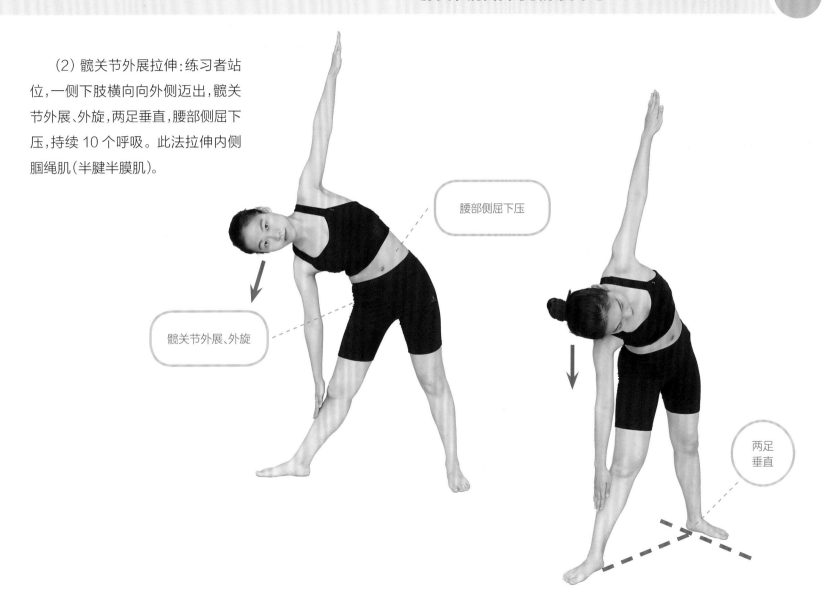

腰部侧屈下压

髋关节外展、外旋

两足垂直

3. 跪位拉伸 练习者以一侧膝部着地，髋关节伸直。另一侧髋关节屈曲，膝关节伸直，踝关节背伸，上身前屈下压，持续 10 个呼吸。此法拉伸全部腘绳肌。

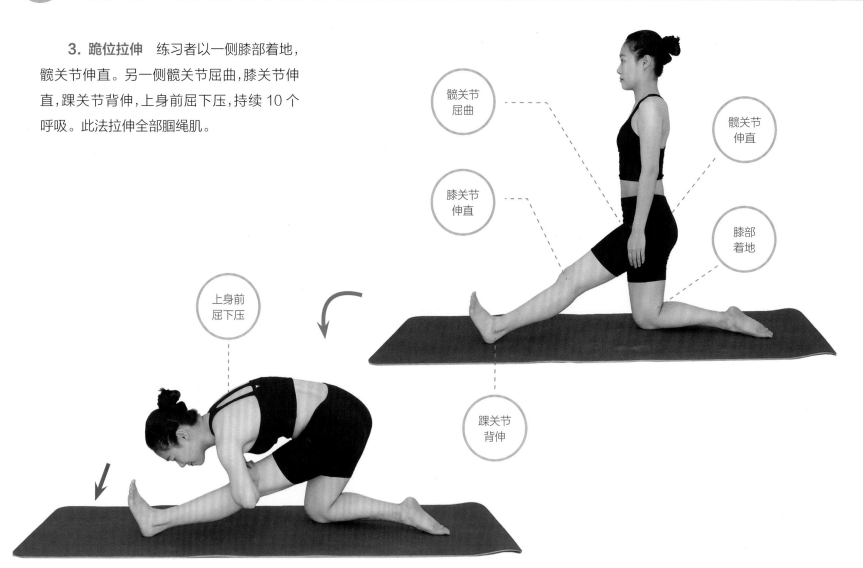

髋关节屈曲

髋关节伸直

膝关节伸直

膝部着地

上身前屈下压

踝关节背伸

（二）髂腰肌拉伸

1. 踏凳拉伸法　练习者一侧下肢前伸，屈膝屈髋，足部踏于凳上，另一侧下肢髋关节后伸，膝部伸直，上身下压，拉伸髂腰肌。

视频 4

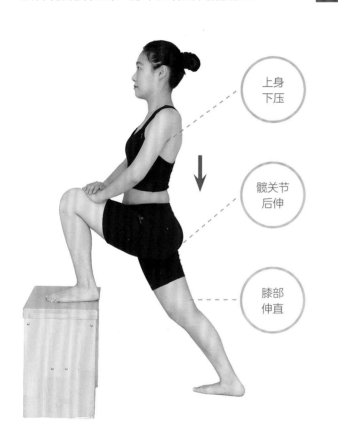

上身
下压

髋关节
后伸

膝部
伸直

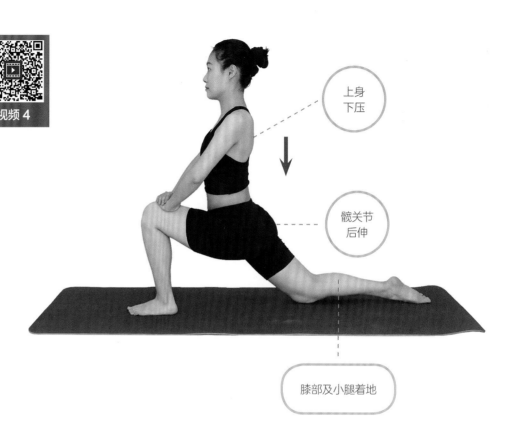

上身
下压

髋关节
后伸

膝部及小腿着地

2. 跪位拉伸法　练习者一侧下肢前伸，屈膝屈髋，另一侧下肢髋关节后伸，以膝部及小腿着地，上身下压，拉伸髂腰肌。

3. 跪位牵足拉伸法　练习者一侧下肢前伸,屈膝屈髋,另一侧下肢髋关节后伸,以膝部着地,同侧上肢牵拉足部,上身下压,拉伸髂腰肌。

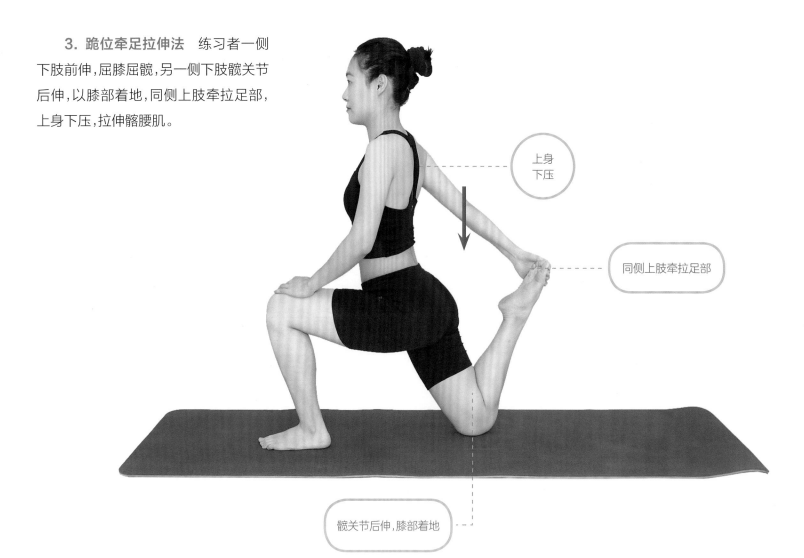

上身
下压

同侧上肢牵拉足部

髋关节后伸,膝部着地

（三）阔筋膜张肌（髂胫束）拉伸

练习者以一侧上肢扶抵住支撑物，将同侧下肢髋部内收，并经由对侧膝后方，向对侧伸出，对侧下肢屈膝屈髋，同时上身下压，拉伸阔筋膜张肌（髂胫束）。

视频 5

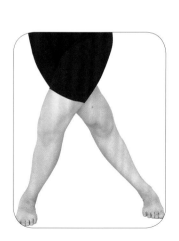

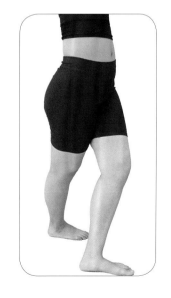

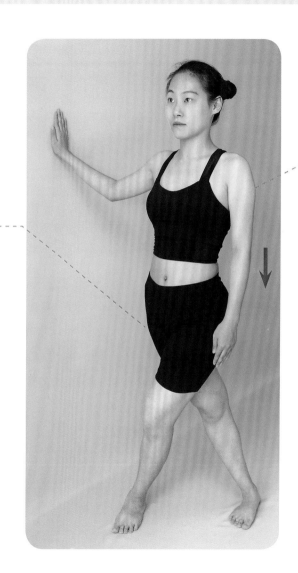

髋部内收，由对侧膝后方向对侧伸出

上身下压

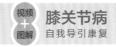

（四）股四头肌拉伸

1. 俯卧位拉伸法　练习者俯卧位，屈曲一侧膝关节，同时以同侧手牵拉足部，并使足跟尽量贴近臀部，拉伸股四头肌。

视频 6

以同侧手牵拉足部

使足跟尽量贴近臀部

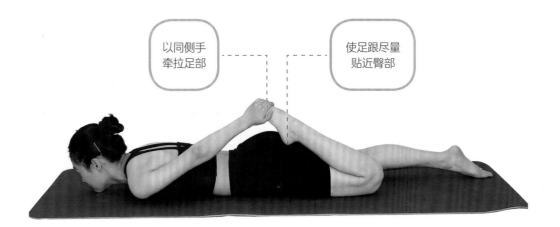

以同侧手牵拉足部

使足跟尽量贴近臀部

2. 站位拉伸法　练习者站位，屈曲一侧膝关节，同时以同侧手牵拉足部，并使足跟尽量贴近臀部，拉伸股四头肌。

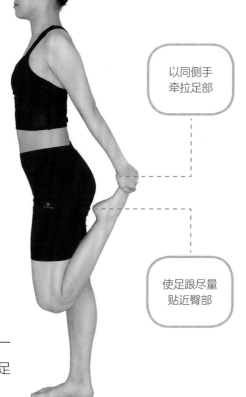

三、膝关节肌力练习

肌力练习的意义,在于通过肌肉力量的加强,增加关节的稳定性。膝关节的肌力练习,重点在于股四头肌的练习。其练习方式主要分为三种模式:①床头伸直位等长收缩练习;②坐位伸膝练习(开链练习);③站立位下蹲练习(闭链练习)。

床头伸直位等长收缩练习适合于膝关节痛急性期,或关节活动受限明显的时期。其可以在不产生关节活动的情况下,练习股四头肌肌力,预防和改善肌肉萎缩。坐位伸膝练习适合于膝关节骨性关节炎的患者,膝关节不承担体重,避免了对关节软骨的刺激。站立位下蹲练习适合于膝关节韧带损伤、关节不稳定的患者,股四头肌和腘绳肌可得到协同练习,关节稳定性好,可避免对关节韧带的剪切力刺激。

骨性关节炎患者可在坐位伸膝练习的基础上,后期可适度增加站立位下蹲练习,以增强股四头肌和腘绳肌的协同性。膝关节韧带损伤、关节不稳定的患者,亦可在站立位下蹲练习的基础上,后期增加坐位伸膝练习,以进一步增强股四头肌肌力。

1. 股四头肌仰卧伸直位等长收缩练习

练习者仰卧位,患侧下肢伸直,股四头肌静止用力,等长收缩,同时背伸踝关节,持续 8 秒,放松。如此反复进行,10 次 / 组,2~3 组 / 天。

视频 7

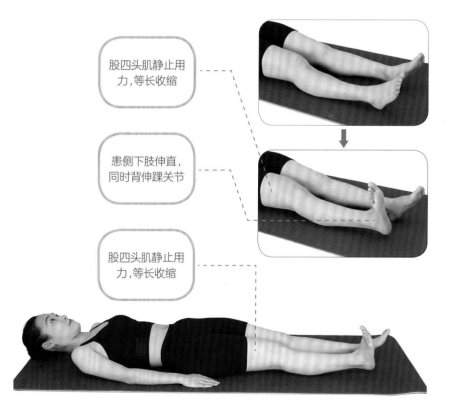

股四头肌静止用力,等长收缩

患侧下肢伸直,同时背伸踝关节

股四头肌静止用力,等长收缩

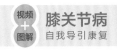

2. 坐位伸膝练习(开链练习)

练习者坐位,患侧下肢膝关节伸直,同时背伸踝关节,持续 8 秒,放松。如此反复进行,10 次 / 组,2~3 组 / 天。以上练习可双侧交替练习。

视频 8

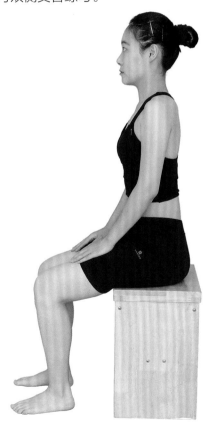

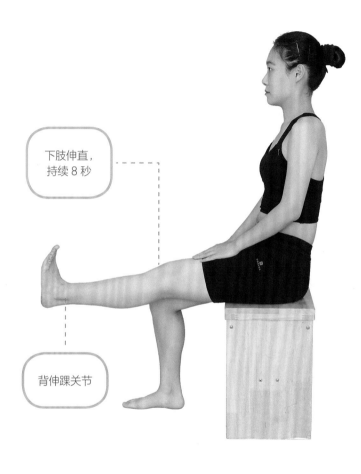

下肢伸直,持续 8 秒

背伸踝关节

3. 站立位下蹲练习（闭链练习） 练习者站立位，双足开立，与肩同宽，双膝屈曲下蹲（下蹲角度开始时不宜过大，以不产生膝部疼痛为度，随着下肢力量加强，下蹲角度可适度增加），双上肢微微上抬，持续 8 秒，放松。如此反复进行，10 次 / 组，2~3 组 / 天。

视频 9

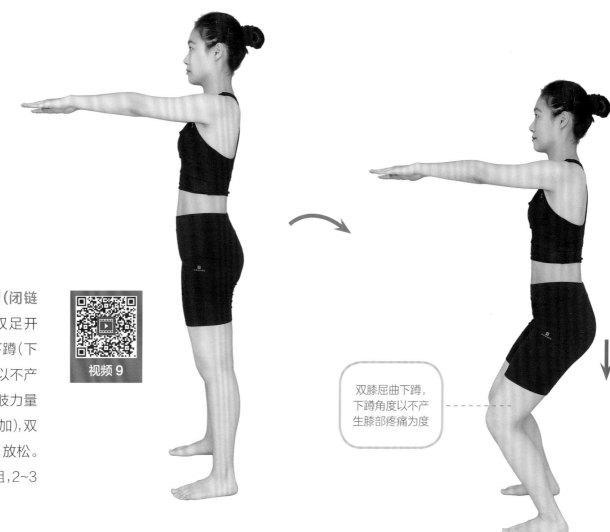

双膝屈曲下蹲，下蹲角度以不产生膝部疼痛为度

四、膝关节综合练习（导引）

此步练习以导引法为主,综合性较强,兼具放松关节、练习肌力和增强协同平衡性的作用,适合于膝关节保健和疾病后期的加强练习。

1. 左右转膝（练功十八法） 此式以放松关节,增强关节柔顺性为主。5次/组,2~3组/天。

视频 10

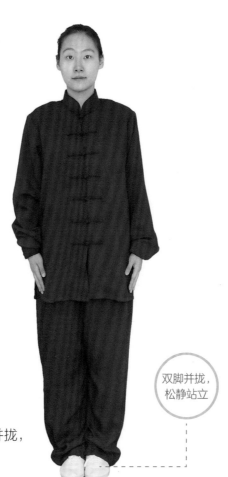

第一步:双脚并拢,松静站立。

双脚并拢,松静站立

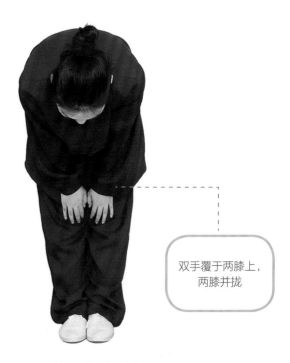

双手覆于两膝上,两膝并拢

第二步:上体前屈,双手覆于两膝上,两膝并拢。

第五步:起身,双手置于身体两侧,目视前方。

第三步:两膝弯曲,做顺时针环绕一周,绕至后方时,两膝伸直。

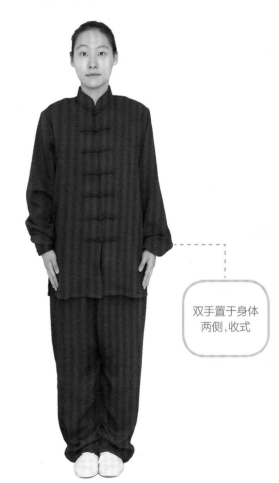

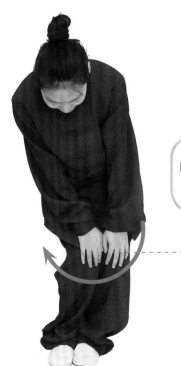

逆时针环绕一周,至后方时伸直

顺时针环绕一周,至后方时伸直

第四步:两膝弯曲,做逆时针环绕一周,绕至后方时,两膝伸直。

双手置于身体两侧,收式

2. 仆步转体(练功十八法)

此式以练习单侧膝关节肌力为主。5次/组,2~3组/天。

视频 11

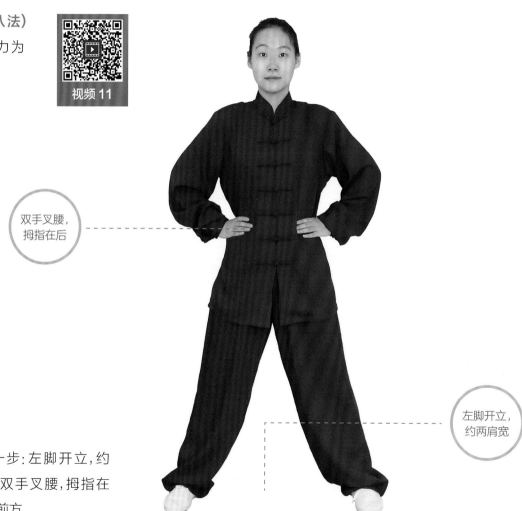

双手叉腰,拇指在后

左脚开立,约两肩宽

第一步:左脚开立,约两肩宽,双手叉腰,拇指在后,目视前方。

第二步：右腿屈曲，成右仆步，同时向右转体45°，目视左前方。

第三步：还原。

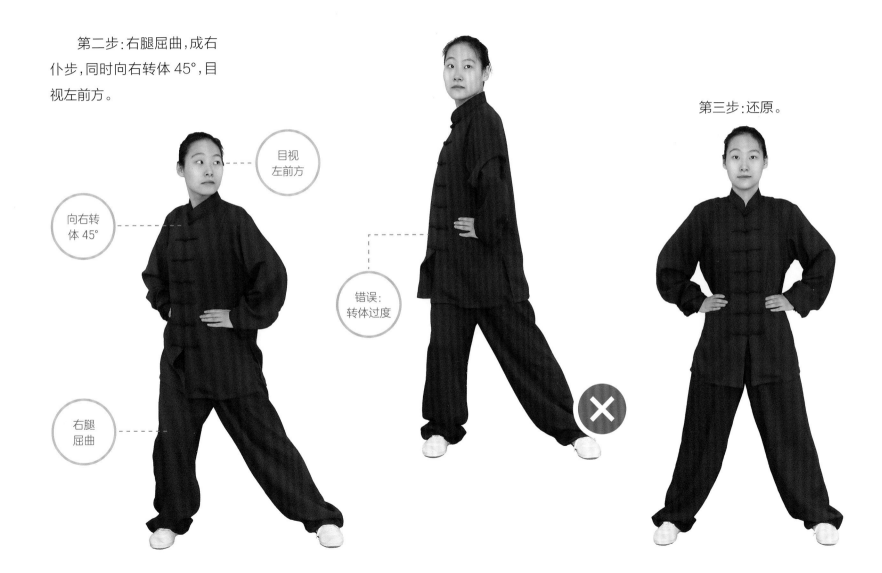

目视
左前方

向右转
体45°

右腿
屈曲

错误：
转体过度

第四步：对侧示范。

目视
右前方

向左转
体 45°

左腿
屈曲

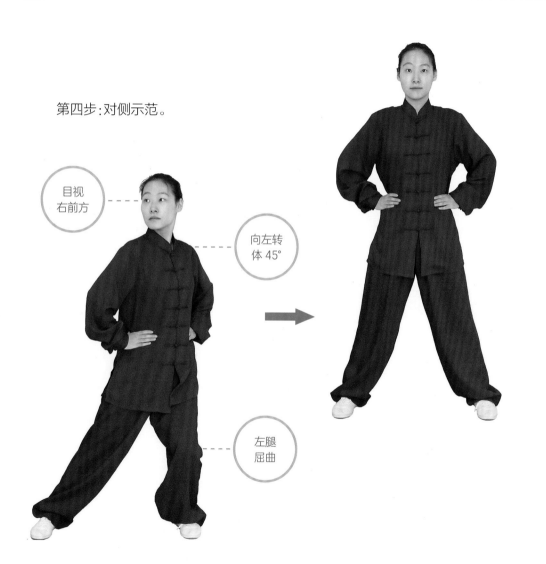

第五步：双臂下落，至
身侧，收左脚，收式。

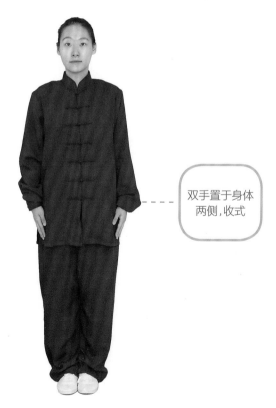

双手置于身体
两侧，收式

3. 胸前抱膝（练功十八法） 此式主要练习支撑腿的肌力，同时可增强肌群的协同性和整体平衡性。5次/组，2~3组/天。

视频12

第一步：双脚并拢，松静站立，左脚向前迈一小步，重心偏移至左脚，使右脚脚尖着地，两臂前举，向上直至大臂夹耳，掌心向对，目视前方。

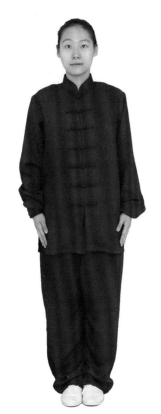

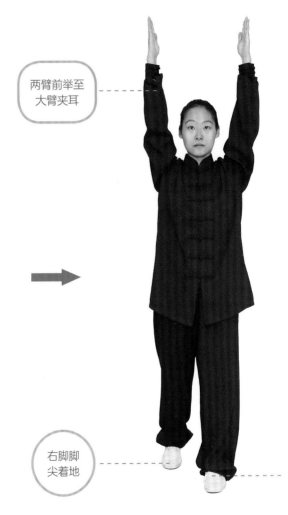

两臂前举至大臂夹耳

右脚脚尖着地

左脚向前迈一小步

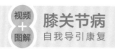

第二步:右膝上提,两臂下落,
两掌抱膝于胸前,左腿直立。

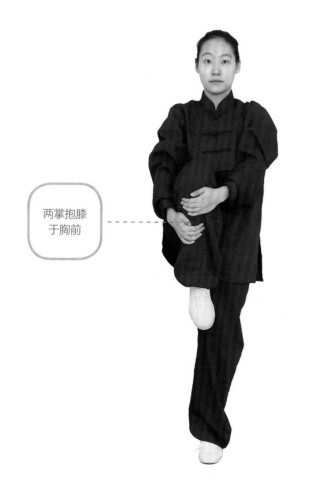

两掌抱膝
于胸前

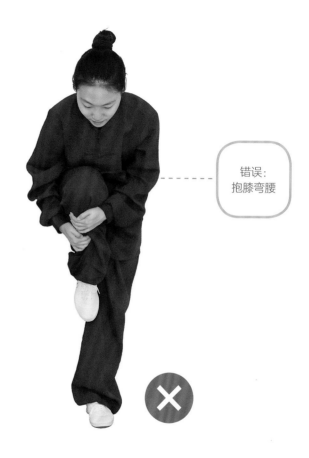

错误:
抱膝弯腰

第三步：松手落膝，上臂
上举至夹耳。

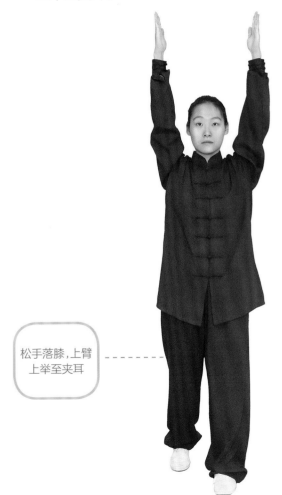

松手落膝，上臂
上举至夹耳

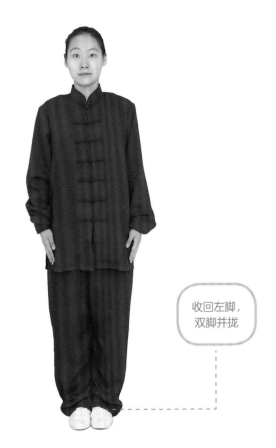

收回左脚，
双脚并拢

第四步：收回左脚，双脚
并拢，松静站立。

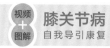

第五步:对侧示范,动作相同,方向相反。

第六步:收回右脚,双脚并拢,松静站立,收式。

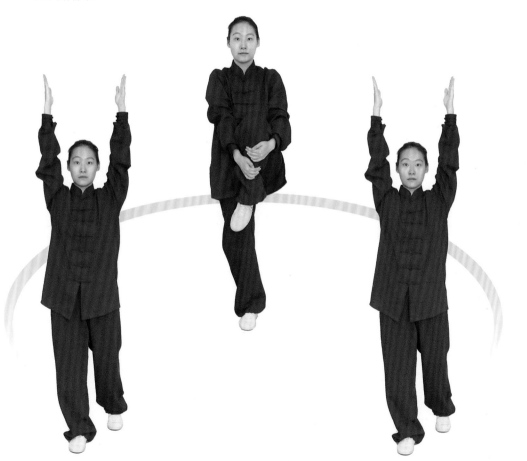

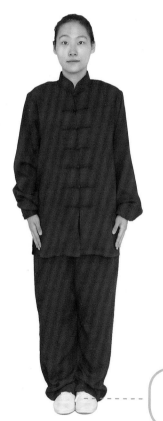

收回右脚,双脚并拢

4. 三盘落地（易筋经） 此式主要以闭链练习方式,协同练习膝关节周围肌群力量,提高肌群协调性和膝关节的稳定性。5 次 / 组,2~3 组 / 天。

视频 13

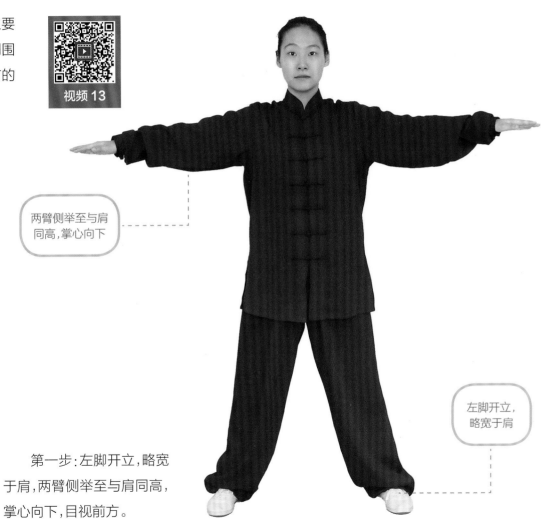

两臂侧举至与肩同高,掌心向下

左脚开立,略宽于肩

第一步:左脚开立,略宽于肩,两臂侧举至与肩同高,掌心向下,目视前方。

第二步:两膝关节微屈,同时两掌下按至与髋同高,上半身中正。

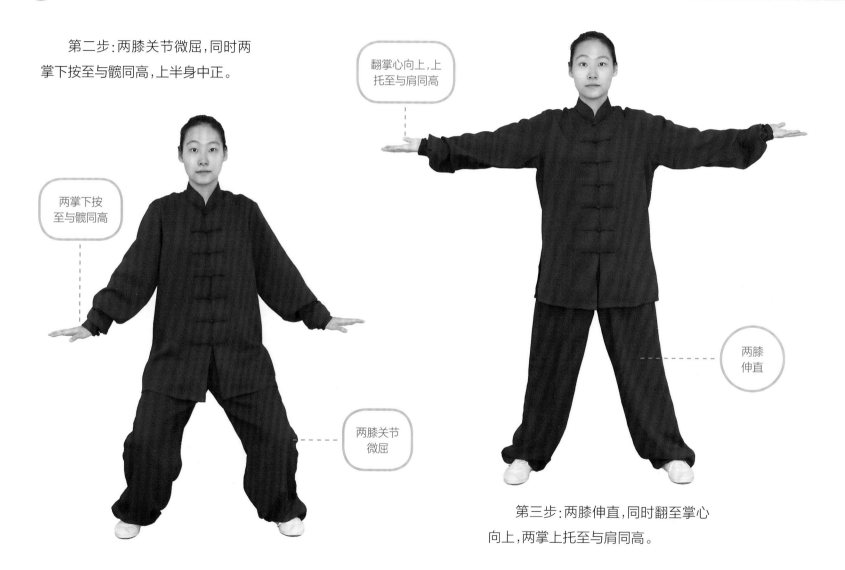

两掌下按至与髋同高

两膝关节微屈

翻掌心向上,上托至与肩同高

两膝伸直

第三步:两膝伸直,同时翻至掌心向上,两掌上托至与肩同高。

第四步：翻掌心向下，同时，屈膝至大腿水平，两掌下按至与髋同高，上半身中正。

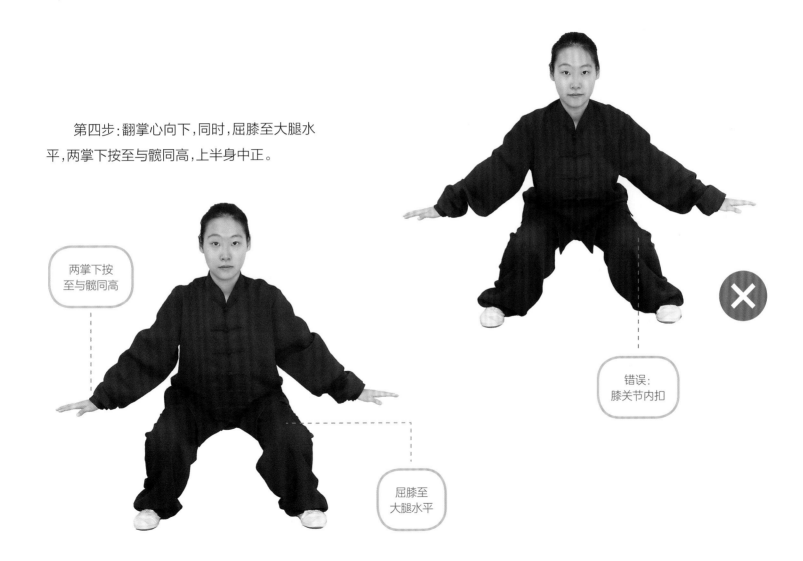

两掌下按
至与髋同高

错误：
膝关节内扣

屈膝至
大腿水平

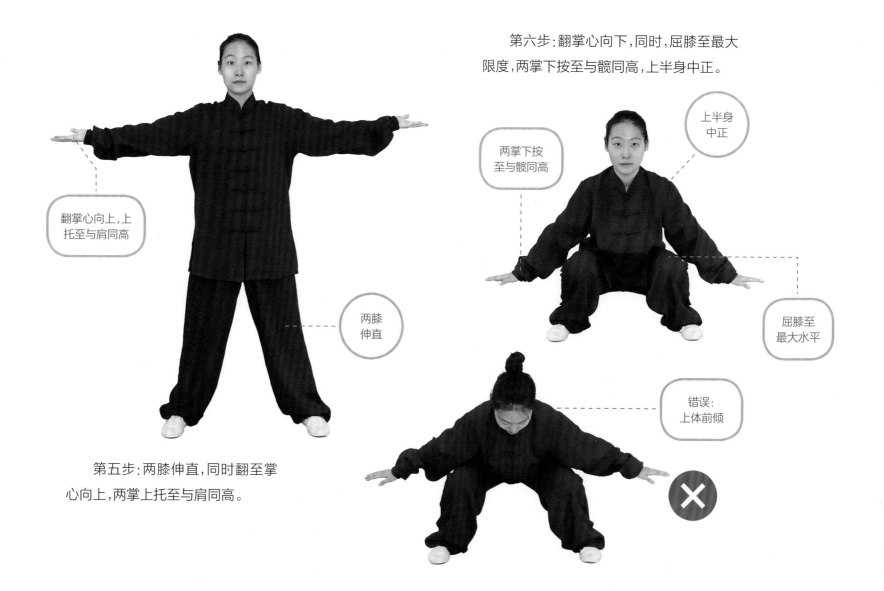

第六步:翻掌心向下,同时,屈膝至最大限度,两掌下按至与髋同高,上半身中正。

翻掌心向上,上托至与肩同高

两膝伸直

两掌下按至与髋同高

上半身中正

屈膝至最大水平

错误:上体前倾

第五步:两膝伸直,同时翻至掌心向上,两掌上托至与肩同高。

第七步:两膝伸直,同时翻至掌心向上,
两掌上托至与肩同高。

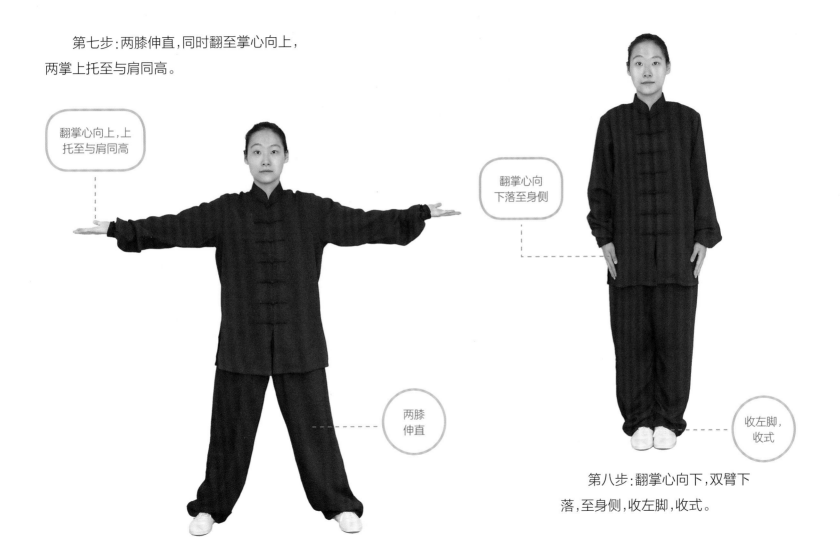

翻掌心向上,上
托至与肩同高

翻掌心向
下落至身侧

两膝
伸直

收左脚,
收式

第八步:翻掌心向下,双臂下
落,至身侧,收左脚,收式。

附篇

自我导引康复练习总则

★ 导引康复的目的:①维持关节正常的活动度;②强化关节周围肌肉力量和韧带功能,维持关节稳定性,减少肌肉萎缩;③提高肌肉兴奋性和神经肌肉的反射调节速度,增强应变能力。

★ 康复体式练习时,尽量保持关节中立位,以减少关节负荷。(关节中立位是指脊柱关节稳定性最好、周围软组织张力最小的体位。)

★ 康复体式练习,以等长收缩为主,这样可以更好地提高肌肉耐力,保持关节稳定性。一次等长收缩的时间,以 2~3 次自然呼吸为宜,不宜过长,以便肌肉恢复血供。(等长收缩是指维持关节静止状态的肌肉收缩,此时关节没有运动。等长收缩可以更有效地提高肌肉耐力。)

★ 肌力练习需注意主动肌和拮抗肌的协同练习,这样才能更好地加强关节稳定性。

★ 康复体式练习,可分为肌力练习、牵伸练习和关节活动度练习,三者须均衡练习,才能达到更好的效果。

★ 导引练习,强调整体性、全身协调性和功能的提升。动作速度要求均匀缓慢,轻盈圆柔,用意不用力。

★ 导引练习,强调意识、呼吸的配合。动作的屈伸要和呼吸保持一致。

★ 导引康复练习时,必须注意日常生活中对关节的保护,这样才能巩固练习和治疗的效果,避免复发。

★ 本文所载的各种练习体式,可结合练习者具体情况,选择单一体式练习或组合练习。

★ 导引康复的练习量(包括练习次数、活动角度、马步高低等),应循序渐进,逐渐增量。文中所说练习量为平均练习量,症状明显、关节功能较差者可酌情减量,以练习后不感觉症状加重和明显疲劳为标准。若练习后出现不适,应停止练习,及时就医。

图书在版编目（CIP）数据

视频+图解膝关节病自我导引康复/王金贵，房纬主编.—北京：人民卫生出版社，2017
ISBN 978-7-117-25264-5

I.①视… Ⅱ.①王… ②房… Ⅲ.①膝关节–关节疾病–康复–图解 Ⅳ.①R684.09–64

中国版本图书馆 CIP 数据核字（2017）第 300570 号

人卫智网	www.ipmph.com	医学教育、学术、考试、健康，购书智慧智能综合服务平台
人卫官网	www.pmph.com	人卫官方资讯发布平台

视频+图解膝关节病自我导引康复

主　　编：王金贵　房　纬
出版发行：人民卫生出版社（中继线 010-59780011）
地　　址：北京市朝阳区潘家园南里 19 号
邮　　编：100021
E - mail：pmph @ pmph.com
购书热线：010-59787592　010-59787584　010-65264830
印　　刷：北京顶佳世纪印刷有限公司

经　　销：新华书店
开　　本：787×1092　1/16
印　　张：3
字　　数：54 千字
版　　次：2018 年 1 月第 1 版　2018 年 1 月第 1 版第 1 次印刷
标准书号：ISBN 978-7-117-25264-5/R·25265
定　　价：45.00 元

打击盗版举报电话：010-59787491　E-mail：WQ @ pmph.com
（凡属印装质量问题请与本社市场营销中心联系退换）

55检